Christine Marsan

Caderno de exercícios para

quem precisa se reinventar

Ilustrações de Aurélie de la Pontais

Tradução de Monica Stahel

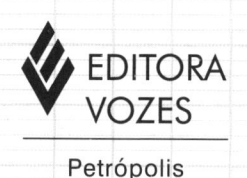

EDITORA VOZES

Petrópolis

© Éditions Jouvence S.A., 2020
Chemin du Guillon 20
Case1233 — Bernex
http://www.editions-jouvence.com
info@editions-jouvence.com

Tradução do original em francês intitulado *Petit cahier d'exercices — Réussir ses transitions de vie*

Direitos de publicação em língua portuguesa — Brasil: 2023, Editora Vozes Ltda.
Rua Frei Luís, 100
25689-900 Petrópolis, RJ
www.vozes.com.br
Brasil

Editoração: Maria da Conceição B. de Sousa
Projeto gráfico: Éditions Jouvence
Arte-finalização: Sheilandre Desenv. Gráfico
Revisão gráfica: Rubia Campos
Capa/ilustrações: Aurélie de la Pontais
Arte-finalização: Editora Vozes

ISBN 978-85-326-6515-7 (Brasil)
ISBN 978-2-88953-262-9 (Suíça)

Este livro foi composto e impresso pela Editora Vozes Ltda

Dados Internacionais de Catalogação na Publicação (CIP)
(Câmara Brasileira do Livro, SP, Brasil)

Marsan, Christine
    Caderno de exercícios para quem precisa se reinventar / Christine Marsan ; ilustrações de Aurélie de la Pontais ; tradução de Monica Stahel. — Petrópolis: Vozes, 2023. — (Coleção Praticando o Bem-estar)
    Título original: Petit cahier d'exercices — Réussir ses transitions de vie.
    ISBN 978-85-326-6515-7
    1. Autoconhecimento (Psicologia)   2. Autodescoberta
3. Existência humana   4. Psicologia   I. Pontais, Aurélie de la.   II. Título   III. Série.

23-167669   CDD-158.1

Índices para catálogo sistemático:
1. Autodescoberta : Psicologia aplicada   158.1
Aline Graziele Benitez — Bibliotecária — CRB-1/3129

Introdução
Nossa transição interior: um eco à transição da sociedade como um todo

> *Amigos, o que é uma grande vida senão um pensamento da juventude executado pela idade madura?*
> Alfred de Vigny

Evocar nossa transição é **colocar em perspectiva**, como na tradição aiurvédica, o **microcosmo** – nós, nossa interioridade, nosso pequeno mundo –, sobre o qual temos influência, e o **macrocosmo** – todo o nosso ambiente –, sobre o qual temos menos impacto, mas que age sobre nós.

Para a Índia védica é possível viver em harmonia quando compreendemos as interações entre estas duas dimensões: o infinitamente pequeno, no nosso interior, ressoa com o infinitamente grande, com as vibrações de vida do universo.

Sob essa luz, compreendemos que a mudança principal, que afeta nossa civilização e que se materializa em todos os domínios, tem como consequência a desconstrução de muitas referências. Isso tem impacto sobre cada um de nós, e nem sempre temos consciência disso.

Os tumultos do mundo fazem um eco por vezes estrondoso. Então, cada um pode se abastecer desse eco e criar inquietude ou, ao contrário, torná-lo **uma oportunidade maravilhosa para se reinventar**! As crises dos 40 ou dos 50 anos existem há muito tempo; entretanto, nosso ambiente atual é tão versátil que a questão existencial do sentido passa a se colocar em qualquer idade e pode ser muito aguda, uma vez que, vivendo num ambiente inconstante, as respostas só podem vir do interior.

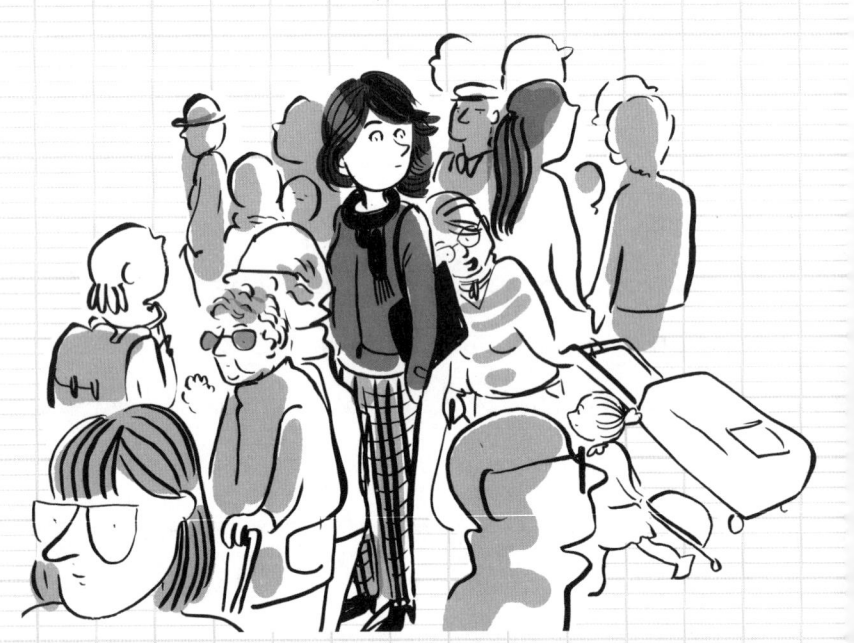

Assim, buscar a nós próprios, procurar compreender o que viemos fazer no mundo e **descobrir o que desejamos profundamente viver** são questões fundamentais para as quais podemos buscar respostas empreendendo um caminho interior essencial. E, às vezes, ele pode ser vivido em algumas etapas, quando estamos preparados.

Na floresta dos possíveis

> *Para se levantar é preciso, antes, descer em si mesmo.*
> Voltaire

Detectar o essencial

Frequentemente, quando estamos em transição, sabemos de onde estamos partindo, o que estamos deixando e o que não queremos. No entanto, sentimo-nos perdidos diante dos numerosos caminhos que nos são oferecidos. No nosso mundo interconectado, são muitas as possibilidades, as solicitações e, por conseguinte, as inspirações; todas essas são ocasiões para nos perdermos.

Então é a oportunidade
de nos colocarmos na escuta
dessa gestação interior,
a qual necessita de cuidados.

Meditação da observação

Agora, você vai degustar a concentração e a disponibilidade. Para isso, instale-se para realizar um momento de meditação. Sente-se com as costas bem eretas, as pernas cruzadas (posição de lótus, se conseguir mantê-la, ou então sentado na beirada de uma cadeira), as mãos pousadas nos joelhos.

Entre em meditação, escolhendo a da observação. Mantenha os olhos entreabertos, concentre-se em sua respiração, com o pensamento focalizado na "inspiração" e na "expiração". Deixe o ar circular e sua respiração tornar-se regular, com a atenção focalizada exclusivamente em sua inspiração e expiração.

Tendo sua mente tranquilizada, escute e observe atentamente em você todos os ruídos: os dos fluxos de seu corpo, a pulsação do sangue no nível de suas têmporas, os movimentos de seus músculos e órgãos. Preste atenção à menor flutuação, à menor vibração e à menor sensação. Depois, concentre-se no seu entorno, ouça os ruídos: estalos, portas, telefones, música, vozes. Esteja presente apenas para o que está, deixando seu espírito flutuar; mantenha-se unicamente presente na observação, naquilo que está ali; seja agradável ou não. Observe, observe, observe, respire, respire, respire, acolha, acolha, acolha.

Encontrar sua árvore

Aproveitando esse estado de presença, abra os olhos. Você acessará o tema de seus sonhos ou de seus projetos a partir desse ponto de calma interior.

Pegue uma folha de papel grande (A3) – ou, melhor ainda, de papel-cartão –, canetas coloridas ou marca-textos. Para treinar, anote abaixo das indicações todas as suas ideias:

* sonhos

_____

* projetos

_____

* desejos

_____

* necessidades

_____

* vontades

_____

Em uma fase de criatividade, de abertura, desenhe uma árvore com ramos detalhados, reservando espaço para escrever. Não dê atenção a nenhuma restrição que lhe diga que isso não é factível, realista, ou que você não tem os meios necessários para executá-lo. Permita-se sonhos sem limites. Ninguém além de você terá acesso a eles.

Você poderá se inspirar no exemplo no mapa mental da próxima página para registrar seus pensamentos. Reúna tudo numa única página.

Quais foram os/as meus/
minhas parceiros/as?
Quais são as características deles/delas?

O que me agradou neles/nelas?

O que não quero mais viver?   Qual é meu tipo?   (▶) Encontrar o homem/a mulher
de minha vida

O que tenho vontade de experimentar?

O que estou disposto a mudar?

Modificar minha gestão dos descartes

Modificar meus transportes

Alimentação orgânica e vegetariana   Determinar meu
posicionamento climático   (▶) Meu impacto climático   Meus s

Limitar meus consumos

Que práticas?

Tentar ioga, tai chi, qigong

Um trimestre de práticas diversas e
apreciar o que prefiro   Fazer esporte

Distanciamento – como chegar a isso?

(▶) Recuperação da forma

Consultar um naturopata

Consultar um dietista   Alimentação

8

Analisar os vários tipos de dieta e adotar a
que é mais adequada para mim

- **Viver em outro país**
  - Encontrar um lugar para viver
    - Explorar as diversas regiões
    - Com quem criá-lo
  - Banco
    - Avaliar o saldo
    - Encontrar condições financeiras complementares
  - Que atividades?
    - Atividades lucrativas?
    - Hospedagem?
    - Centro hípico?

projetos

- **Mudar de trabalho** — Fazer um balanço de competências
  - Identificar o que quero
  - Competências/talentos
  - *Hobbies*
  - O que não quero mais fazer
  - Novas competências que desejo adquirir

- **Aprender outra língua** — Pedagogias
  - Identificar escolas e programas
  - Aplicativos *on-line*
  - Grupos de discussão
  - Frequência
  - Orçamento
  - Uma viagem

Tendo anotado tudo o que lhe passou pela cabeça, detalhe suas ideias para cada caminho:

- ações,
- recursos,
- prazos,
- lugares,
- meios,
- pessoas para realizar o projeto,
- ideia,
- quantia necessária para a execução,
- o que já existe,
- ligações com experiências similares,
- retorno às experiências...

É possível que cada sonho/projeto necessite de página exclusiva para registrar todas as dimensões necessárias.

Observe também, em seu registro, as ideias em que você é prolixo e aquelas que não lhe causam inspiração.

Que energia você sente diante de cada projeto?

_____

Fique bastante atento aos seus sentimentos.

Com respeito a cada ideia, você sente abertura, recuo, ou simplesmente "nada" – um vazio em que nada ecoa?

_____

Depois feche os olhos e deixe que o vazio se instale por alguns minutos.

Volte à sua árvore dos possíveis e resuma em uma frase o projeto que lhe parece mais importante.

Conselho

A vida responde "sim" ou "não". Reconheça o que não funciona, pois a vida sabe melhor o que é certo para você, sem dúvida de maneira diferente da que imaginara. Se você der atenção à orientação da vida, ela lhe permitirá realizar seu sonho. A vida responde ao desejo de sua alma, àquilo que o anima profundamente e do qual nem sempre você tem consciência. Daí vem a defasagem que às vezes se percebe entre uma vontade do ego e as respostas da existência.

A transição nos mostra que nosso périplo interior não é retilíneo.

Por isso, tomemos caminhos transversais antes de nos voltarmos às nossas ideias, sonhos e projetos.

Assim, será possível contornarmos as apreensões e as limitações, compondo com elas. Deixe-se conduzir por diferentes proposições.

As quatro etapas do caminho

Se você se questiona sobre sua transição é porque **está em movimento**; entretanto, várias situações se apresentam entre a germinação, a ideia inicial e a realização. Por exemplo, você tem em mente determinado projeto, mas ainda não está totalmente pronto para empreendê-lo, ou então **está sentindo uma vibração em seu interior** crepitar alguma coisa que não consegue definir. Porém tem uma certeza: não pode continuar onde está e fazendo o que faz. É possível também que se sinta indeciso, um pouco encurralado entre o sonho e a dificuldade de concretizá-lo, pois há muitas situações intermediárias. Atente para todos os elementos delas, seus freios e resistências, pois eles falam por si; falam de você, dessa parte sua que ainda não é totalmente consciente.

Exercício

Pegue quatro folhas de papel A4 e desenhe um grande círculo em todas elas. Escreva dentro deles as seguintes palavras (uma em cada folha):

- retirada;
- dúvidas;
- ousar;
- concretizar.

Depois distribua as folhas num espaço suficiente em que possa circular à vontade e caminhar entre elas.

Coloque cada círculo num canto do recinto, na seguinte ordem:
1) retirada – **2)** dúvidas – **3)** ousar – **4)** concretizar.

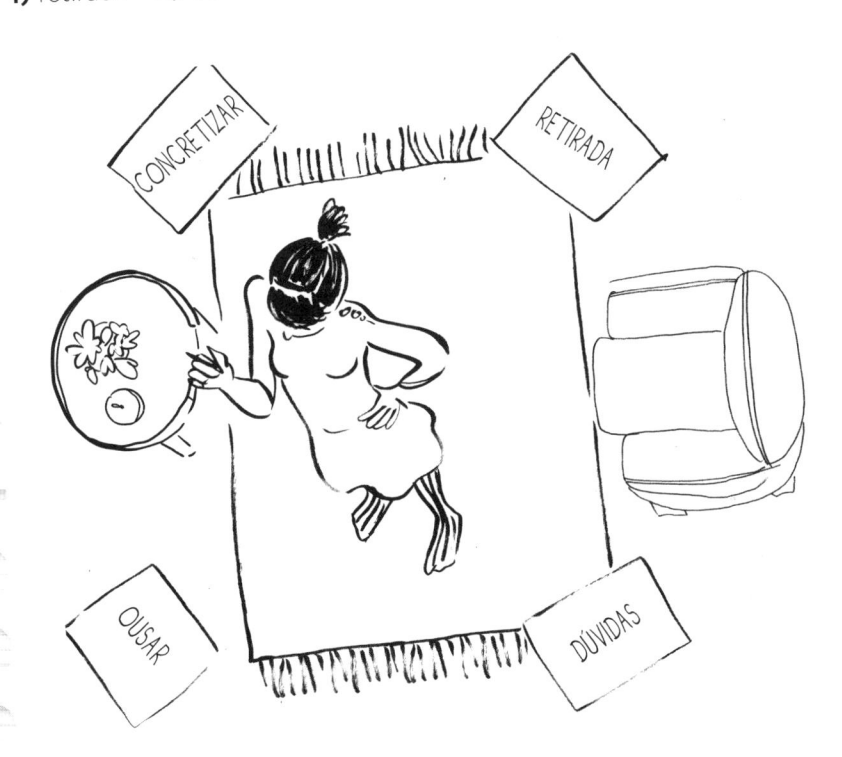

Concentre-se, feche os olhos, coloque sua energia no centro de si mesmo e respire tranquilamente. Quando se sentir bastante sereno, abra os olhos e pense em sua situação de transição, em seu sonho ou em seu projeto.

Etapa 1

Estando bem focalizado na sua questão, vá até o círculo correspondente à fase na qual você julga estar no momento. Coloque os dois pés sobre a palavra redigida e deixe-se tomar pelas sensações corporais correspondentes.

Etapa 2

Quando concluir, independentemente de qual etapa esteja, percorra o caminho das quatro etapas partindo do círculo "retirada", prestando atenção em seus sentimentos. Atente para os movimentos interiores de seu corpo, as impressões, as emoções.

Ao perceber que as sensações se esgotam, ponha-se em movimento e caminhe até o próximo círculo: "dúvidas". Mais uma vez, pare, preste atenção no que seu corpo lhe diz: como ele reage a essa nova proposição? Acolha e, ao perceber que essa fase terminou, prossiga o processo até a última etapa.

Registre em um caderno suas impressões, pensamentos, emoções, ideias, arroubos ou bloqueios. Acrescente um comentário sobre o que acaba de experimentar.

A vida avança em espiral

Vamos ampliar o foco atentando para **seu caminho de vida global**.

Voltando-se para ele, você verá surgir pérolas, momentos felizes e outros mais desconfortáveis. Entretanto, a visão de conjunto lhe permitirá **obter informações preciosas sobre seu modo de funcionamento**. Poderá mais facilmente descartar comportamentos que atrapalham, incentivar os que ajudam. Então, será mais fácil para você realizar seus sonhos.

> *Ninguém se banha duas vezes no mesmo rio.*
> Heráclito

Às vezes nos surpreendemos com nossas repetições e concluímos que nossa vida é um eterno recomeço. Entretanto, se voltarmos o olhar para a nossa realidade, compreenderemos que passamos por ciclos e que

15

"a vida não é um longo rio tranquilo", mas uma aventura em espiral.

Ela encarna a dinâmica própria do ser vivo, pois nada jamais volta ao mesmo ponto. Cada segundo de vida nos faz experimentar algo novo; ele não é igual ao segundo anterior, que já se foi. Assim, nossa existência é composta por etapas possíveis de ser identificadas e das quais podemos extrair lições preciosas.

Essas espirais[1] se dividem em fases que parecem ser reproduzidas em sequência coerente.

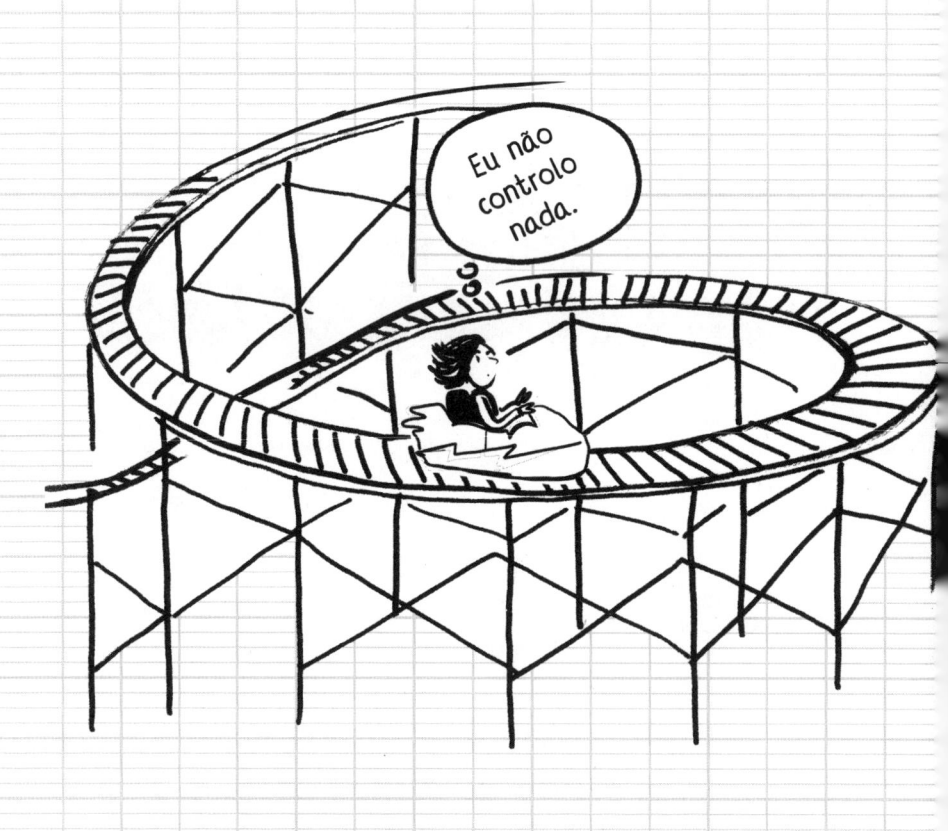

Revisar sua trajetória de vida

Comece pela etapa do nascimento

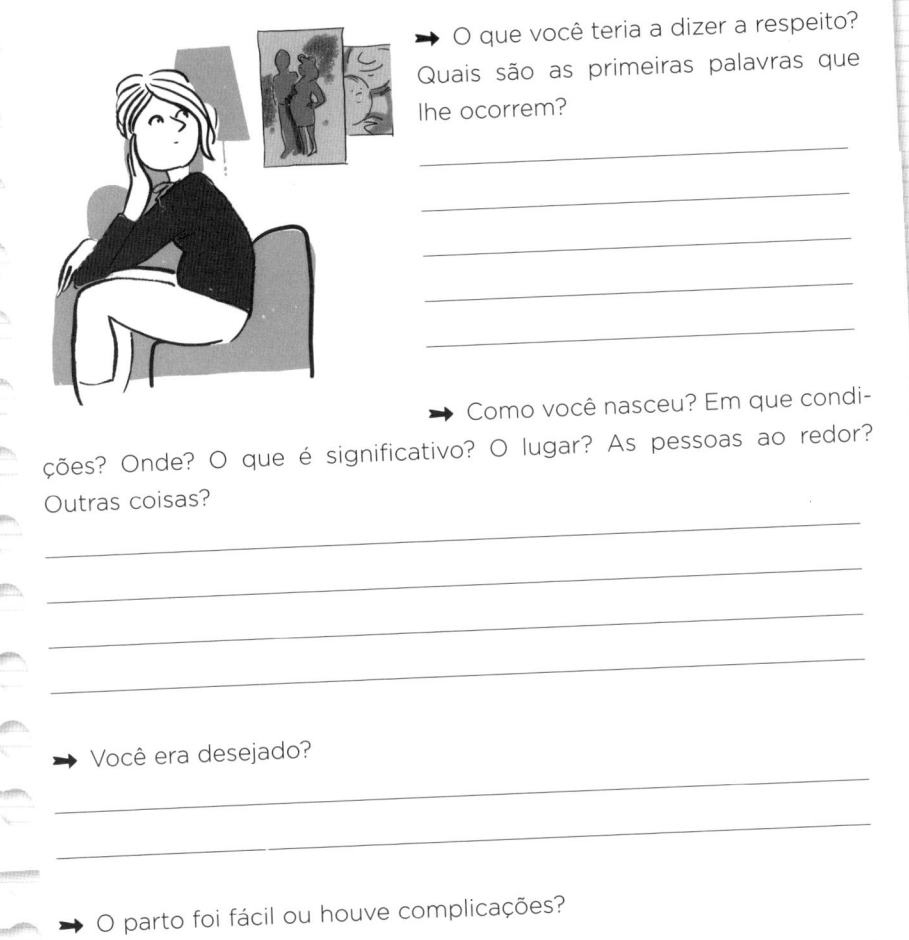

➡ O que você teria a dizer a respeito? Quais são as primeiras palavras que lhe ocorrem?

_____

_____

_____

_____

_____

➡ Como você nasceu? Em que condições? Onde? O que é significativo? O lugar? As pessoas ao redor? Outras coisas?

_____

_____

_____

_____

➡ Você era desejado?

_____

_____

➡ O parto foi fácil ou houve complicações?

_____

_____

➜ Você nasceu no tempo certo ou foi prematuro?

_____

_____

➜ Você tem outros irmãos? Em caso afirmativo, qual é sua posição na ordem de nascimento?

_____

_____

_____

➜ Que outras informações você gostaria de compartilhar? O que lhe parece importante? O clima? A cultura? O país? A situação de seus pais (emocional, profissional, financeira, familiar)?

_____

_____

_____

_____

Depois faça uma pausa, tome distância e observe. Será que falta alguma coisa? Ou tem vontade de reformular o que redigiu? Espere um pouco antes de passar para à etapa seguinte, para que as informações se assentem em você.

Quando estiver preparado, continue.

Como correu sua infância?

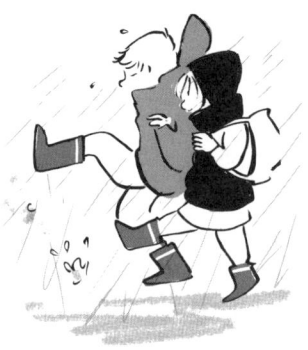

➡ Onde você morou? Sempre no mesmo lugar? Se mudou, qual foi sua percepção dessas etapas?

_____

_____

_____

➡ Quais foram os momentos mar-cantes de sua infância (positivos ou negativos)?

_____

_____

_____

➡ Como foi na escola? Do que gostou? Com o que teve dificuldade??

_____

_____

➡ Quais as pessoas que o/a marcaram?

_____

➡ Quem eram seus amigos/suas amigas?

_____

➡ Do que gostava de brincar?

_____

_____

➡ Como ocupava seu tempo? Quais eram suas atividades favoritas?

_____

_____

➡ Como se comportava com seus amigos/suas amigas e colegas de classe? Você seguia os outros, era líder ou era rebelde? Era sozinho/a ou estava sempre em grupo? Selecionava suas amizades ou procurava ser querido/a por todos?

_____

_____

➡ Viveu momentos delicados, difíceis ou traumáticos? O que aconteceu e como você se saiu?

_____

_____

➡ Como reagiu?

_____

➡ Com que adjetivos você se definiria?

_____

Da mesma maneira como fez anteriormente, anote, escreva, desenhe (deixe vir a inspiração); depois faça uma pausa e deixe descansar o que você registrou. Vá caminhar, oxigene-se.

Estratégia e roteiro de vida

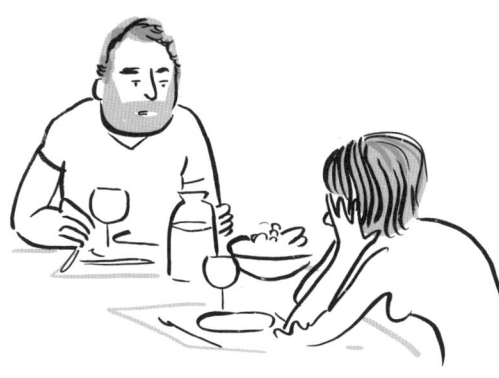

Não, ora! Você não é uma inútil e eu não sou como seu ex...

➡ Do que se trata?

Observamos ao longo da vida que, em certas situações, **tendemos a repetir as mesmas histórias em nossas relações**, sejam amorosas ou não, com fases agradáveis e, sobretudo, desconfortáveis. Essas repetições nos cansam; gostaríamos de agir de modo diferente, mas não conseguimos.

Na verdade, quando éramos pequenos, aprendemos a agir em função do nosso entorno, da família e da escola, desenvolvendo comportamentos que nos eram estimulados. Na verdade, deixamos de lado outras fontes, desvalorizadas pelos que nos eram próximos.

Por outro lado, ainda **na barriga da mãe, tínhamos emoções e sensações**, sendo que essa inteligência do sentimento emocional se tornou "madura". Em contrapartida, a inteligência da cognição (aquela que nos permite analisar, compreender e extrair lições dos acontecimentos) foi desenvolvida gradualmente durante os anos de nosso crescimento; ela foi amadurecida mais tarde. Entretanto, nesse ínterim, vivemos milhares de experiências das quais tiramos conclusões cognitivas com uma maturidade intelectual/analítica incompleta. Assim, podemos "compreender" uma situação sem ter elementos suficientes e tomar decisões relacionais inadequadas.

Sejam quais forem os acontecimentos traumáticos ou apenas desestabilizantes de nossa vida, vamos rever as repetições adotadas em nossa fase infantil. Foram soluções válidas para a época, permitindo que nos construíssemos ou que superássemos obstáculos, mas que atualmente estão ultrapassadas; elas já não bastam para apreendermos as situações de nossa vida. Precisamos assumir a postura do adulto que somos para depreendermos novos recursos interiores.

Vamos voltar à sua trajetória de vida.

Quando se sentir preparado, prossiga com o périplo ao centro de suas lembranças.

> *Essa roda em que giramos é como uma lanterna mágica. O sol é a lâmpada; o mundo, a tela. Nós somos as imagens que passam.*
> Omar Khayyam

Como você falaria de sua adolescência?

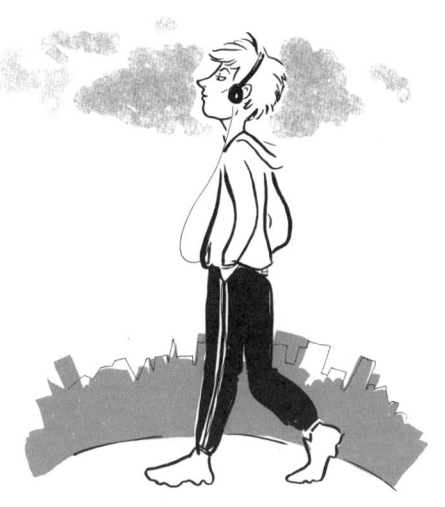

➥ Quais são as primeiras palavras que lhe ocorrem ao pensar na adolescência?

_____

_____

_____

_____

➥ O que o/a marcou?

_____

_____

_____

_____

➥ Do que mais gostou?

_____

_____

_____

_____

➥ Lembra-se de seus amigos/suas amigas? Ainda os/as encontra? O que apreciou neles/as? Quais as qualidades que reconhece neles/as?

_____

_____

_____

_____

➡ Quais eram as suas atividades? Lazeres? Paixões?

➡ Quais eram os seus sonhos?

➡ Houve momentos delicados? Se houve, quais e por quê?

➡ O que você fez?

➡ Do que você se orgulha desse período?

Como anteriormente, deixe suas respostas se assentarem. Desenhe, se quiser, cante ou faça uma boa comida, dando livre curso à sua criatividade.

E, quando se sentir preparado/a, retome sua trajetória de vida.

*Não adianta puxar os rabanetes
para fazê-los crescer mais depressa.*
Provérbio chinês

Como é sua vida de adulto?

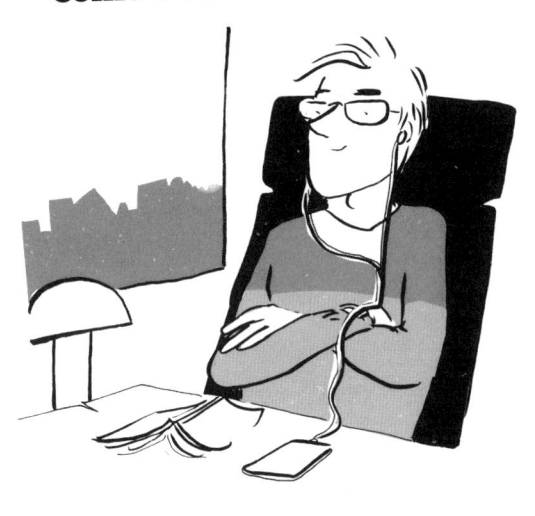

➡ Que cursos você fez?

_____

_____

_____

_____

➡ Quais são suas etapas profissionais?

_____

_____

_____

→ O que você aprendeu?

→ O que criou, construiu, de que tem orgulho?

→ Quais foram suas mais belas realizações?

→ Quais são as suas dificuldades?

→ Você tem família? Como ela é?

Os ciclos da vida

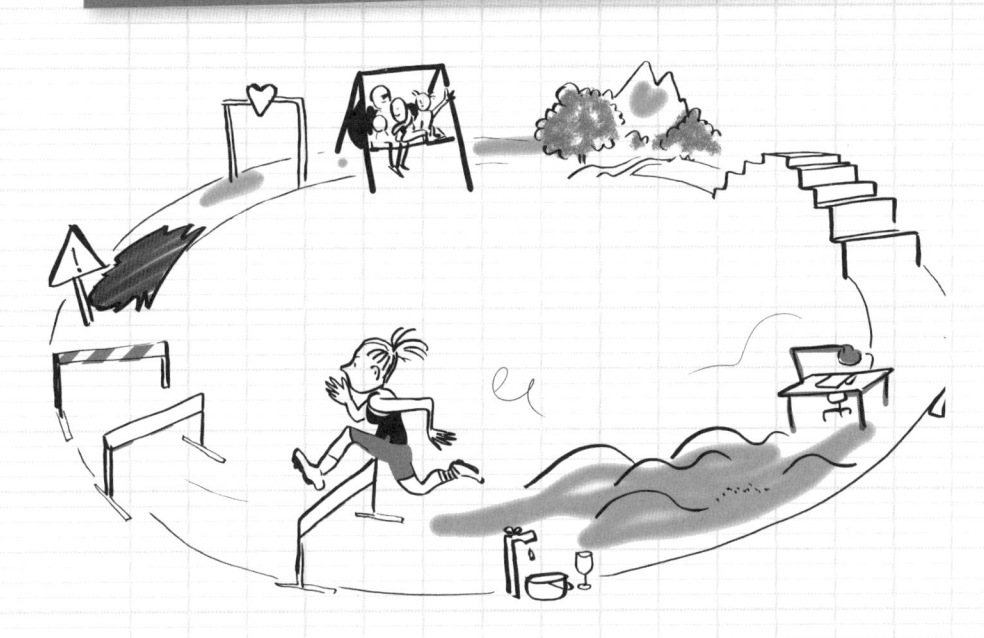

Já falamos na noção de roteiro de vida e sua sequência de repetições, muitas vezes vividas como cerceadoras. Com o passar dos anos, tomamos consciência de que essas etapas são cumpridas e que as iniciamos outras vezes. Agora, veja-as como **uma evolução em espiral** e tente extrair disso ensinamentos e perspectivas para lidar melhor com sua dinâmica de vida. Esta é singular, e quanto mais você a tornar consciente, menos se submeterá a ela.

Quantos ciclos de vida você identifica em sua existência?

___

Para cada ciclo:

➡ O que aconteceu? Quais são os acontecimentos marcantes? O desenrolar? As pessoas encontradas?

___

___

As etapas:

➡ Quais são as etapas-chave, as sequências? O que acontece no começo, no meio e como termina?

___

___

___

➡ E se houvesse um fio condutor disso tudo, como você o descreveria?

___

___

___

➡ Você identifica repetições?

___

___

➡ Se a resposta for sim, são sequências que se repetem positivamente ou você nota acumulações negativas, até mesmo elementos dos quais não consegue sair?

___

___

As etapas da espiral de vida

Agora vamos detalhar o conteúdo de uma espiral de vida[2] que se compõe de etapas distintas encontradas sistematicamente nos caminhos de vida. Percorremos vários no decorrer da existência.

As 9 etapas:
1. Choque/acontecimento;
2. Saída da sideração;
3. Aceitação da perda de referências;
4. Exploração;
5. Gatilho da transformação;
6. Empenho/ação;
7. Comemoração;
8. Rotina/hábito;
9. Nova tomada de consciência.

1- CHOQUE/ACONTECIMENTO

Quer seja positivo ou negativo, frequentemente é um acontecimento, um choque, uma morte, uma doença, um acidente físico ou simbólico que, interrompendo o correr de nossa existência, obriga-nos a parar para ver o que está acontecendo. Evidentemente, quanto mais estamos concentrados no exterior e especialmente mergulhados na ação, menos enxergamos. No entanto, **as pequenas coisas da vida poderiam nos interpelar antes que os acontecimentos, num crescendo, viessem à tona.**

Exemplo

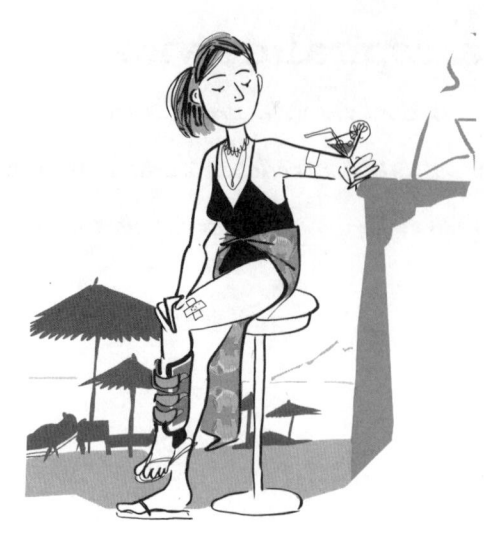

Vamos tomar o exemplo de Diana. Ela está de férias na Ásia. Não é comum para Diana perder o equilíbrio; quase nunca cai ou tropeça. Ela chega doente ao seu lugar planejado, e no dia em que se sente melhor, resolve tirar umas fotos. Então, seu pé fica entalado na fenda de uma ponte de madeira e ela machuca a panturrilha. No dia seguinte, Diana cai de uma bicicleta motorizada na primeira curva. Ela se questiona sobre o sentido desses desequilíbrios. Como está de folga, passa o tempo todo se apoiando, verificando e tentando corrigir o que nela está fora de equilíbrio. Sem essa pausa necessária é muito provável que o problema piorasse e tomasse outras proporções antes que ela tivesse consciência da mensagem.

Assim, quando estamos presos ao fluxo de trabalho é preciso que haja sinais muito mais importantes para nos determos. Ou, ainda, na vida de casal, quando as coisas não estão bem, as brigas se sucedem e é preciso chegarmos a extremos para que de fato algo mude na relação. E quanto mais persistimos mais deixamos a porta aberta para que a vida nos detenha de uma vez por todas. Como os sinais prévios não foram detectados, um choque mais intenso nos intima a parar, como às vezes um câncer, que atinge as pessoas e as obriga a se questionarem.

2 SAÍDA DA SIDERAÇÃO

Depois do "choque", a questão é **abrir os olhos** e finalmente enxergar a realidade, que, no entanto, está presente há muito tempo. Vamos examinar o caso de uma relação "tóxica".

Exemplo

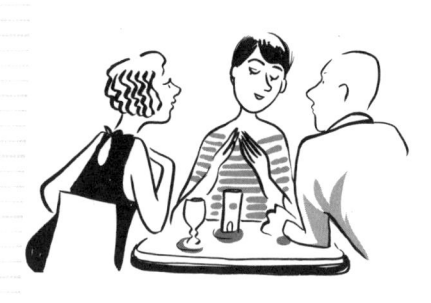

Joana era amiga de Carlos havia anos, mas a relação profissional deles não era equilibrada. No começo tudo ia bem, mas aos poucos o relacionamento entre eles deteriorou. Cada vez mais Carlos dispunha de menos tempo para Joana, desmarcando compromissos, adiando encontros e a julgando; isso a fazia perder crédito junto aos clientes. Joana sempre tentava desculpá-lo, até que a situação chegou ao limite do sustentável. Seus amigos frequentemente lhe diziam que aquela relação não era positiva para ela. Joana só conseguiu admitir o fato quando pôde perceber as repetições comportamentais de Carlos e tomar consciência de seu roteiro de vida. Finalmente ela abriu os olhos e colocou limites, dizendo o que era aceitável e o que incidia em maus-tratos. A imposição desses limites também possibilitou a Carlos compreender os seus e instaurar uma nova relação com Joana, muito mais respeitosa.

Fugimos do desconhecido porque ele é desconfortável. No entanto, é preciso lembrar que do vazio fecundo[3] é que surgem as boas inspirações. Por que o tememos?

A palavra "vazio" (**vide**, em francês) evoca a falta, o nada, a morte. Estamos todos impregnados pela frase de Espinosa:

"A natureza tem horror do vazio."

No entanto, na Idade Média a palavra francesa **vide** (**void**) também tinha o sentido - mantido pelo tao - da fertilidade dos possíveis conteúdos na fecundidade do vazio; ou seja, o sentido do vazio que contém uma nova criação - tal como ocorre no inverno, que parece vazio: no solo gelado, as bolotas de carvalho se transformam para brotar na primavera. O vazio é associado ao período de gestação, a fecundidade contida nas entranhas da terra, assim como no ventre da mãe. **O vazio já não amedronta, sendo buscado como uma oportunidade para recriar o novo**. Aliás, a experiência popular incita a fazer jejuns nas estações intermediárias para que o corpo descanse e se revitalize. Também esvaziamos o excedente dos armários, "criamos o vazio" para acolher o novo.

Vamos ousar fazer psicologicamente a mesma coisa em nossas relações.

3 ACEITAÇÃO DA PERDA DE REFERÊNCIAS

Ele seguia sua ideia. Era uma ideia fixa, e ele se surpreendia por não avançar.
Jacques Prévert

Estando os olhos bem abertos para a situação a ser modificada, as referências se desconstroem e é possível que nos sintamos perdidos. Essa instabilidade, claro, é desconfortável, mas é necessária para que seja criado um desequilíbrio suficiente, um caos frutífero para permitir novos possíveis. Retomando o exemplo de Diana, foi justamente num momento intermediário, quando ela foi para o exterior, deixando as coisas rotineiras, para assentar-se e acolher as novidades, que ela viveu a situação de desequilíbrio. Portanto, era normal que nessa fase de oscilação ela tenha vivido momentos de "queda", que a fizeram perder o equilíbrio anterior para poder encontrar um novo. **E justamente quando a pessoa aceita esse desconforto, essa sensação de estar avançando às cegas, perdida na névoa, que algo verdadeiramente novo pode acontecer.** Ao darmos toda a atenção ao que é, aos desequilíbrios físicos e emocionais, às oscilações, ao fato de aceitarmos nos perder, de usufruirmos disso e já não termos medo, que novos possíveis poderão germinar em nós.

Mudança de referências e impacto sobre a identidade

Se quisermos sair muito depressa dessa etapa de turbulências, esconderemos toda a sua riqueza e perderemos parte dos benefícios que podem trazer as perdas de referências engendradas, por mais desconfortáveis que sejam. Isso é próprio da transição.

Essa etapa pode acentuar a sensação de perdermos uma parte de nossa identidade. Desfazendo-nos de um comportamento que já não desejamos, podemos nos sentir desamparados, pois é uma parte de nossa identidade que está se alterando. Precisamos integrar esse paradoxo para nos permitir mudar e encontrar as modalidades para construirmos uma nova identidade.

4 EXPLORAÇÃO

Uma vez aceita a fase de desconstrução, é hora de procurar novos caminhos, novas referências, novas oportunidades, de ter encontros e de se deixar levar **pelas sincronicidades**[4] **e pela serendipidade**[5]. Como um apanhador, vamos coletar experiências mais ou menos entusiasmantes, determinantes e significativas. Todas serão legítimas até o momento em que uma delas (pessoa ou ocorrência) seja a determinante e desencadeie a **heureca**. **Sejamos ávidos pelos possíveis, não tenhamos medo de percorrer milhares de caminhos antes de encontrar o certo.** Também podemos viver desilusões a cada nova experiência que, depois dos efeitos animadores do início, revele ser um beco sem saída. Vamos degustar as emoções "desagradáveis" da decepção: elas são sinais de que ainda não chegamos ao lugar certo.

> **Do projeto à coisa, o caminho é longo.**
> Molière

5 GATILHO DA TRANSFORMAÇÃO

De repente, entre os múltiplos encontros e ocasiões, nossa intuição percebe que há uma oportunidade que se torna determinante e decisiva. Para essa nova etapa de vida, é essa orientação que faz sentido. Como uma cristalização, tudo vai adquirir um significado luminoso e se ajeitar. **A vontade de agir** também estará nesse encontro e facilitará a mobilização numa direção convergente e determinante.

6 EMPENHO, AÇÃO

Uma vez encontrado o eixo da ação, sentimos uma energia maior, a da **resiliência**, a da fênix que renasce das cinzas e despende a força de sua nova vida para se reinventar. É a energia

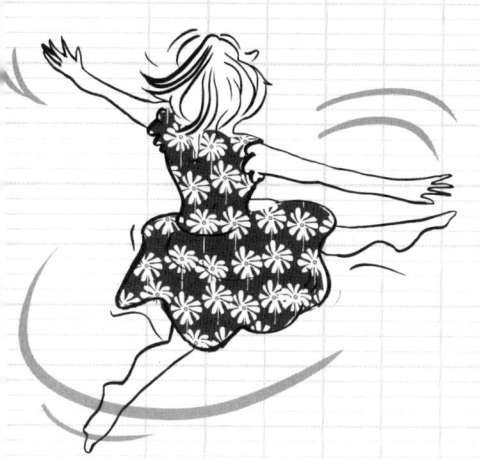

da juventude, em que tudo é possível; estamos em júbilo, efervescentes, entusiasmados, seríamos capazes de erguer montanhas e conseguimos mobilizar à nossa volta os talentos, os recursos, as energias, os meios para tornar nosso objetivo viável e factível. Conforme o sonho, podemos levar várias semanas, vários meses, até vários anos para realizar e ter êxito em nosso projeto.

Exemplo

Se o objetivo for criar um parque ecológico com outras pessoas, será preciso encontrar o lugar, os elementos para a construção, os recursos financeiros, os recursos humanos, conseguir a cooperação, construir ou reparar, cultivar... Levará anos para os resultados se concretizarem. Entretanto, quando se trata de projeto de vida, a cada dia a obra é retomada com coragem e convicção.

7 COMEMORAÇÃO

E, assim, um dia o projeto termina, o castelo restaurado pode ser aberto ao público, ocorre a inauguração oficial **35** e, com ela, a alegria da comemoração de todo o caminho percorrido, de todos os esforços, dos obstáculos superados, das dificuldades humanas e materiais enfrentadas. É hora da comemoração pública, da comemoração do sucesso. Os convidados vêm saborear os frutos e dar seu **feedback** sobre a beleza ou a eficácia do resultado. Em seguida, será hora de tirar proveito dessa realização, de fazê-la frutificar, de mantê-la ou de fazê-la evoluir de acordo com o objetivo inicial.

8 ROTINA, HÁBITO

Depois, o hábito se instalará. Vamos atentar, então, para a sabedoria do **Yi Jing**, livro de referência sobre as mutações na tradição taoista. Quando ele mescla permanentemente os dois princípios da vida, o **yin** e o **yang**, é para nos chamar a atenção para o fato de que cada etapa - por exemplo, um êxito brilhante - contém em seu interior os germes da etapa seguinte; ou seja, seu declínio. Portanto, quando o hábito e a rotina se instalam numa etapa, devemos estar alertas tanto para o desenvolvimento dela quanto para as primícias de sua degradação rumo à fase seguinte. Isso nos permitirá enxergar os sinais prévios da mudança que, como ocidentais e animados pela vontade de controlar nossa vida, muitas vezes nós negamos. E é assim que os pequenos sinais se acumulam e, um dia, tornam-se obstáculos que vivemos então como mudanças violentas. Cabe a nós prestar uma atenção minuciosa às diferentes etapas, tanto de crescimento como de decrescimento, pois cada uma traz em seu interior as sementes da etapa seguinte.

9 NOVA TOMADA DE CONSCIÊNCIA

Se não virmos chegar os sinais da degradação da etapa anterior, à maneira de "processo de transformação" desejado, nova mudança iniciada, transição deflagrada, corremos o risco de viver um novo "choque". Vamos prestar atenção às mensagens da vida. **A espiral de vida continua e nos leva a viver novos desafios.** Estando conscientes, saboreamos o prazer de um caminho cada vez mais rico em ensinamentos que extraímos do que experienciamos.

Exercício
Meus ciclos de vida

Agora volte às respostas que você deu à sua trajetória de vida (infância, adolescência, vida adulta) e coloque-as em perspectiva com as 9 etapas da espiral de vida.

Para isso, desenhe as 9 etapas com cores diferentes, a fim de criar uma matriz dos ciclos de vida que seja bonita e se pareça com você. Depois, reproduza-a tantas vezes quantas você identifica tê-las vivido: 3, 7, 10?

Você pode distingui-las por momentos da vida (infância, adolescência, vida adulta) ou representá-las sem essa distinção.

Para cada espiral descreva os acontecimentos principais que viveu e faça para si mesmo/a as seguintes perguntas:

- Por quais ciclos passei? Quantos havia?

- O que aconteceu? Onde foi? Com quem?

_____

_____

_____

- Quais os ciclos que me submeti e quais iniciei?

_____

_____

_____

- Identifico repetições ou evoluções? O que cada ciclo permitiu que eu resolvesse? Eu poderia indicar os ensinamentos que extraí disso?

_____

_____

_____

- Eu poderia identificar aquilo que já não faço da mesma maneira?

_____

_____

_____

Tirar proveito de seus talentos

Este périplo traz a possibilidade de **abrir novas portas em você e para você**. Ao revisar sua aventura de vida, ressurgem lembranças, situações, emoções, reflexões e talvez sonhos inspiradores.

Exponha suas espirais na parede e descubra a viagem magnífica que sua história lhe possibilita viver.

Anote o que você considera ter conseguido, quais são suas forças, seus talentos, suas fraquezas, o que o determina e o que o limita[6].

Forças e talentos	Fraquezas e limitações

Seu potencial de êxito deveria aparecer com destaque.

As forças de nossa personalidade

Segundo nossa personalidade, dispomos "naturalmente" do[s] recursos para realizar nossos sonhos e projetos. Entretanto, à[s] vezes limitamos nossos talentos, o que nos impede de realizar nossas aspirações.

Todas as civilizações esbarram no mistério das relaçõe[s] humanas e todas tentaram, à sua maneira, criar tipologias que tornam explícitas as diferenças para compor com os outro[s] e com nós mesmos. Essas características que encontramo[s] em todas as tradições são **arquétipos**[7] que alimentam noss[o] imaginário de referências estáveis para nos compreender[-] mos e compartilhar as chaves dos princípios do ser vivo[8]. O[s] arquétipos têm leis invariáveis que subtendem a vida e que[,] quando os compreendemos, nos permitem compor melhor co[m] sua dinâmica.

Aqui nos baseamos em dois referenciais[9] para que você possa, em algumas linhas, identificar quais são suas características principais.

Cor	Animal
Azul: observador, analítico, distante, detalhista, perfeccionista, diplomático, discreto, estável, preciso. Respeito à lei, às normas, minucioso, rigoroso, sequencial. Pouco receptivo a suas emoções, distante. Solitário. 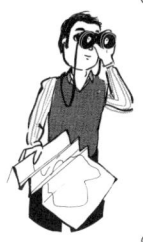	**Serpente:** imóvel, observador, tem sangue frio, impassível, paciente, preciso, salta sobre a presa para agarrá-la. Animal solitário, silencioso, discreto e invisível. Funde-se no ambiente.
Verde: gosta de relações profundas, de empatia, de escuta. Necessidade de confiança, gosta de cooperação, de espírito de equipe, de realizar, de coordenar. Pragmático, honesto, leal. Valores são primordiais.	**Voo dos gansos:** ajuda mútua, apoio, cooperação, mesmo que doente, em voos distantes. Graças à formação em V, o grupo prevalece sobre o líder. Animais solidários que funcionam em grupo.
Amarelo: caloroso, alegre, otimista, criativo, senso de humor, atração por tudo o que é novo, curioso, estabelece conexões. Muita energia orientada para redes e comunicação. Entusiasta, inspirador.	**Beija-flor:** voa com muitas circunvoluções para impressionar a companheira (como o pavão), criativo, faz tudo para chamar a atenção. Pode cair de inanição por voar demais, tentar brilhar e não tomar precauções para garantir suas necessidades.
Vermelho: ativo, eficaz, orientado para resultados, gosta de desafios, ultrapassa limites, corre riscos, hiperativo, tem êxito no que empreende. Muita energia. Impaciente e raivoso, direto. Líder carismático, estrategista. Independente. Estimulado por desafios, realiza-os.	**Javali:** avança em linha reta, nada o detém, é capaz de esmagar tudo ao passar. Força, determinação, coragem, eficácia. Protege os seus. Não recua diante de obstáculos.

Exercício

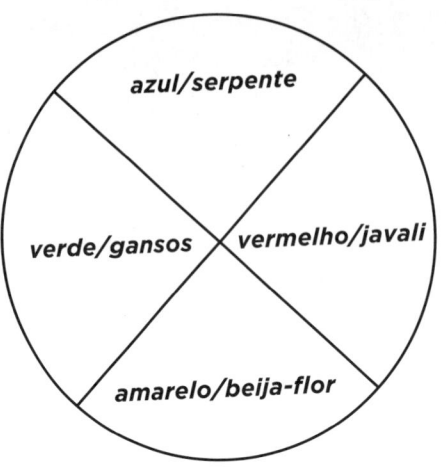

azul/serpente

verde/gansos vermelho/javali

amarelo/beija-flor

➡ Providencie papel, *post-it*, pincéis atômicos coloridos, revistas ilustradas, fita adesiva e uma grande folha de papel em branco (tipo cartolina ou papelão) para colar numa parede.

➡ Na folha de papel desenhe um círculo com quatro quadrantes, atribuindo uma cor a cada um e associando a cada cor o animal correspondente (azul/serpente, verde/gansos, amarelo/beija-flor, vermelho/javali).

➡ Anote em cada *post-it* uma das qualidades que você reconhece em si mesmo. Volte a pensar nos adjetivos que tinha utilizado para se definir quando era criança – Você é o mesmo ou mudou? Cole seus *post-its* nos quadrantes correspondentes. Agora, deixe-se inspirar pelas revistas e recorte várias imagens que ilustrem cada cor.

➡ De acordo com sua personalidade, considere, diante de seu projeto, o que seria necessário transformar. Onde se situam suas limitações e que modalidades de melhoria você enxerga?

Os freios das personalidades ligados às etapas da espiral de vida

Nas nove etapas da espiral de vida, certos patamares são determinantes e, de acordo com a sua personalidade, você identificará etapas cruciais, patamares a serem superados. Para você, quais são essas etapas?

_____

_____

_____

_____

Na fase de indefinição (aceitação da perda de referências e exploração), alguns viverão com dificuldade o luto de uma etapa e da perda daquilo a que eram apegados e terão medo de enveredar por um novo caminho. Para outros haverá, ao contrário, **o entusiasmo com os possíveis, a alegria da criatividade**.

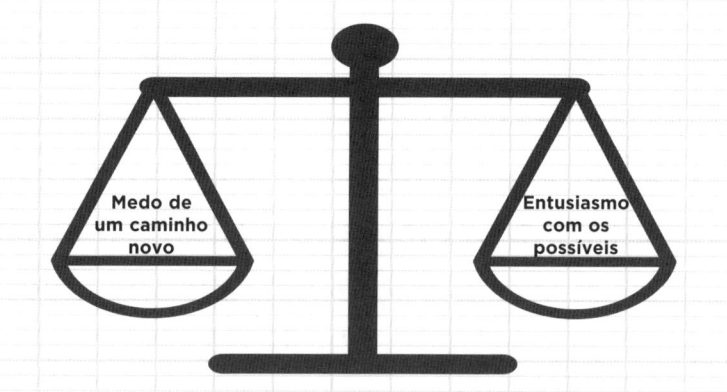

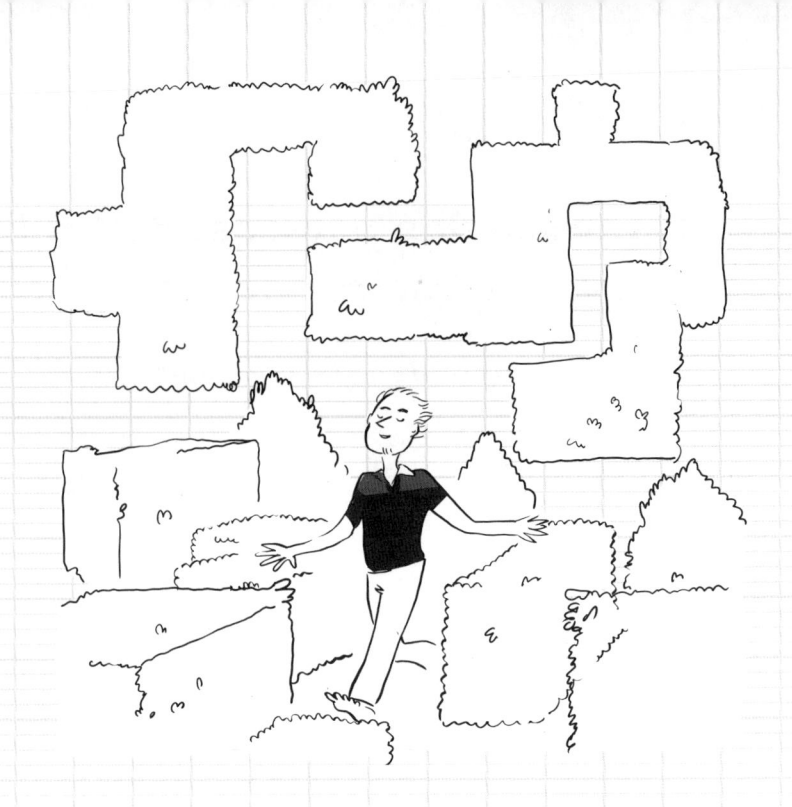

Para alguns, sair da fase de exploração para entrar na do engajamento é que constituirá um esforço. Terão dificuldade em concretizar seu projeto de vida e desejarão - quando todos os caminhos estão abertos - permanecer no banho inebriante do sonho, evitando fazer uma escolha e se engajar, perdendo assim, todas as possibilidades e potenciais.

Outro ponto de atenção é o momento em que se instala a nova rotina:

como permanecer alerta e vigilante aos sinais de transformação para encarar a nova etapa sem passar pelos sobressaltos da vida?

Fonte de alegria ou de ansiedade?

Observe o que é fonte de alegria e entusiasmo e o que, ao contrário, causa frustração ou ansiedade.
O que o impele? Quais são os seus limites?

_____

_____

_____

Identifique para cada cor/personalidade um freio, um limite ou uma abertura, uma potencialidade.

Azul/serpente

Etapa da espiral da vida	Freio/limite	Oportunidade/potencialidade
Choque/acontecimento		
Saída da sideração		
Aceitação da perda		
Partir para explorar		
Gatilho da transformação		
Empenho/ação		
Aproveitar/comemorar		
Rotina		
Nova tomada de consciência		

Verde/gansos

Etapa da espiral da vida	Freio/limite	Oportunidade/potencialidade
Choque/acontecimento		
Saída da sideração		
Aceitação da perda		
Partir para explorar		
Gatilho da transformação		
Empenho/ação		
Aproveitar/comemorar		
Rotina		
Nova tomada de consciência		

Vermelho/javali

Etapa da espiral da vida	Freio/limite	Oportunidade/potencialidade
Choque/acontecimento		
Saída da sideração		
Aceitação da perda		
Partir para explorar		

Gatilho da transformação		
Empenho/ação		
Aproveitar/comemorar		
Rotina		
Nova tomada de consciência		

Amarelo/beija-flor

Etapa da espiral da vida	Freio/limite	Oportunidade/potencialidade
Choque/acontecimento		
Saída da sideração		
Aceitação da perda		
Partir para explorar		
Gatilho da transformação		
Empenho/ação		
Aproveitar/comemorar		
Rotina		
Nova tomada de consciência		

Agora você dispõe de uma bússola maior, que lhe permite identificar onde focalizar sua energia para **superar suas limitações e atravessar cada etapa do ciclo de vida de maneira criativa e eficaz**.

Oportunidades/
potencialidades

Superar minhas
limitações

Freios/limites

Antes de terminar esse périplo, uma pequena volta. Enunciamos várias vezes o desejo e a missão de alma no início deste caderno. Está na hora de retornar a isso.

E se você revelasse sua missão de vida?

Temos duas vidas, e a segunda começa no dia em que nos damos conta de que temos só uma.
Confúcio

Nosso maior desejo é o apelo do mais profundo de nós mesmos de revelar quem somos. **Nós nos encarnamos para manifestar a cor de nossa singularidade.** Assim, enquanto negamos a parte de nós quando arrebatados por sonhos e ideais sem os realizar, nossa alma nos impele a despertar. Ela nos oferece as situações, os acontecimentos que nos tirarão de nossa sonolência para acordar quem somos profundamente e realizar, então, nossa missão de vida; ou seja, a razão pela qual viemos ao mundo. Quanto mais resistimos, mais difíceis serão as provas.

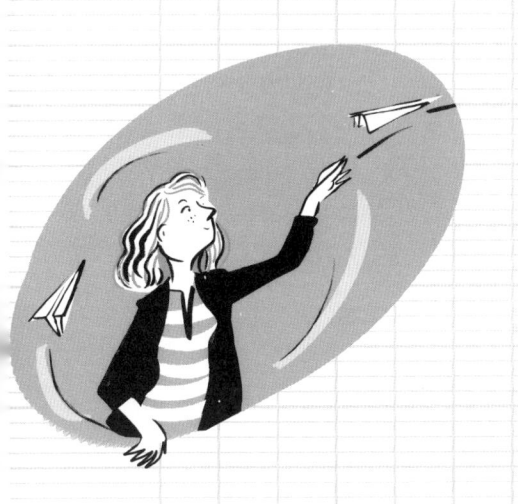

Quando a energia circula a partir dessa a aceitação de ser guiado pelo que é vivo, de redescobrir a razão de nossa vinda ao mundo e **49** de nos empenhar em manifestar nossa contribuição à vida, então nos sentiremos bem. Estamos no lugar certo, compreendemos o sentido de nossa existência. Só nos resta seguir conscientemente o caminho e realizar nossa missão de vida.

Qual é sua missão de vida?

➡ Quando você era criança, qual era seu sonho?

_____

_____

_____

_____

_____

➡ O que você sempre teve vontade de realizar?

_____

_____

_____

_____

_____

➡ Para você, o que é o mais importante na vida (valores, ações, pessoas, causas)? O que o apaixona?

_____

_____

_____

_____

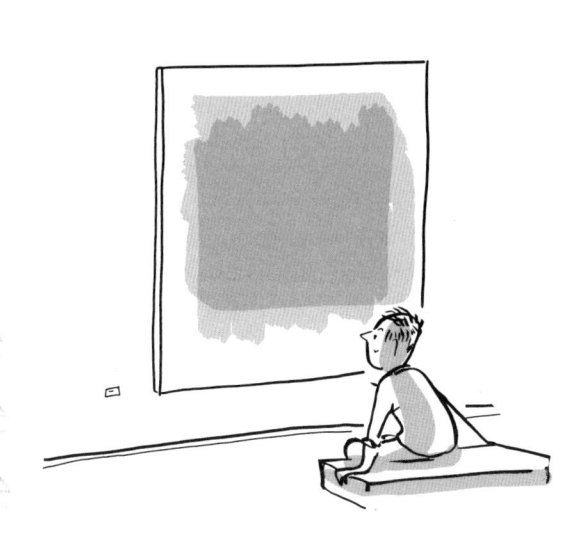

→ O que o faz vibrar profundamente (a natureza, a arte, as crianças, a agricultura, a ciência, as explorações...)?

_____

_____

_____

_____

_____

→ Qual é seu talento especial? Qual é sua contribuição singular? O que faz você ser único?

_____

_____

_____

→ Então, resumindo, qual é sua missão de vida?

_____

_____

_____

_____

Anote seu estado emocional.

Às vezes, é possível que você se sinta frustrado, pois ainda não conseguiu responder com clareza. Não se preocupe, sua mobilização nessa direção e o empenho no questionamento darão frutos. Um dia, quando você estiver completamente "pronto", a resposta surgirá como uma evidência. Não deixe seu ego perder a paciência ou se frustrar.

Aceite fazer parte da vida e ser guiado por ela em sua evolução interior.

De volta ao projeto inicial

Agora, enriquecido pelas diversas experiências propostas neste caderno, volte ao seu projeto.

Finalizar a arte dos possíveis

➡ Cole na parede sua árvore com ramos de projetos e de sonhos.

➡ Ponha-se diante da árvore que você desenhou no início desta trajetória e deixe-se inspirar.

- Quais são os projetos que já não vibram?
- Você tem novas ideias?
- Você tem vontade de recompor os ramos de sua árvore?

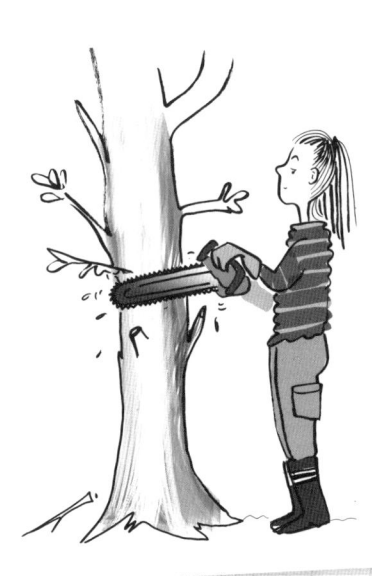

➡ Ouse cortar ramos, podar o supérfluo. Aceite operar alguns lutos e deixe apenas os ramos vibrantes nas dimensões espírito, corpo e coração.

É o ingresso no princípio da realidade, é aceitar sair da oscilação e da itinerância. Abrace a beleza da realização.

Depois de revisar todas as opções em sua árvore de possibilidades, concentre-se, a partir de visualização, no projeto que se
imporá a você como prioridade. E, novamente, **aceite surpresas
e lacunas entre a sua intenção consciente e a sua intuição.**

Estando agora em um estado de maior clareza, você pode retomar
seus "objetivos" ouvindo sua vibração profunda. Assim, se você
tem o desejo de fazer determinada mudança, mas não se sente
"ativado", provavelmente é porque mais explorações são necessárias. Parte de você está se movendo, mas nem tudo está liberado
para a energia que lhe permite passar à etapa seguinte.

Visualização:
Projete-se daqui a cinco anos

Primeiramente, convido você a registrar as instruções e dúvidas com
um fundo musical agradável para que possa voltar a elas quando estiver em período de relaxamento. Reserve um tempo entre cada etapa
para que sua visualização seja feita no ritmo em que você gosta (lento,
rápido, intermediário).

Escolha um espaço onde você se sinta confortável, pode ser dentro
de casa ou no exterior. Deite-se num tapete confortável ou na grama.
Respire profundamente para se conectar com o seu corpo. Massageie
seus braços, pernas e rosto para mobilizar energia por todo o orga-
nismo. Assim, você estará totalmente presente nesta visualização.

Grave-se a partir daqui.

Feche os olhos e concentre-se em sua respiração até atingir um estado agradável de relaxamento.

Silêncio (2min)

Imagine uma paisagem que você aprecia. Visualize-a e deixe-se invadir pelo prazer, pois você gosta profundamente desse lugar, que o permite se reabastecer. Veja-se nessa paisagem, sentado ou em pé, em contemplação.

Silêncio (2min)

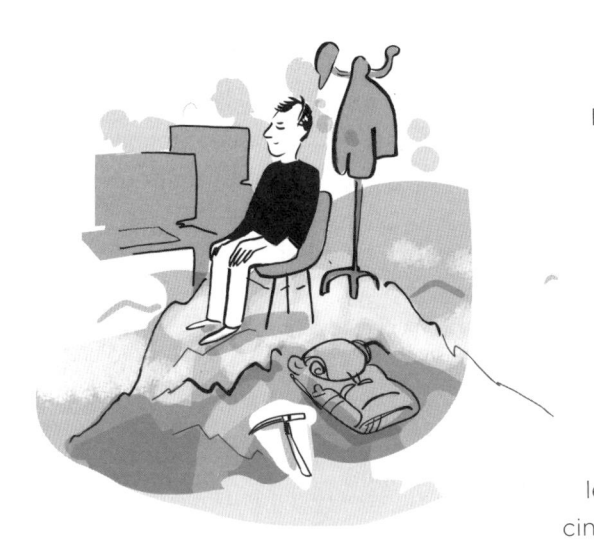

Desse lugar de bem-estar, visualize um caminho e dê o primeiro passo (a paisagem às vezes pode mudar, deixe que aconteça). Você envereda por esse caminho e rapidamente chega ao fim, como em câmera acelerada. Veja-se daqui a cinco anos (ou dez, conforme a extensão de seu projeto). Você se encontra no momento em que seu projeto se realizou; ele se desenvolveu positivamente. Observe ao seu redor. Como é?

- As instalações, os locais, o prédio (segundo a natureza de seu desejo).
- As atividades executadas, os produtos, os serviços e tudo o que lhe ocorrer (mobília, encomendas, recursos, apoios).

- As pessoas (clientes, fornecedores, parceiros, funcionários, amigos, família...).
- Os frutos desse projeto (pessoas, riqueza produzida, resultados, repercussão na imprensa, nas redes sociais...).

Coloque as questões que lhe parecem pertinentes para ir em frente.

Silêncio (2min)

Você saboreia este momento de realização e escuta em si próprio as impressões produzidas.

Depois você retoma o caminho e percorre-o em sentido inverso, faz um retrocesso para apreciar o que aconteceu entre o momento em que seu projeto/sonho se desenvolveu e hoje, quando você ainda está refletindo, hesitando, assentando os primeiros tijolos.

Se você visualizou seu projeto realizado em cinco anos, detenha-se em quatro anos atrás e veja como estavam as coisas, os acontecimentos, as pessoas, as ajudas, os recursos mobilizados, as ações empreendidas e as providências tomadas.

Observe bem esse ano, pois, como um patamar de descompressão, é importante analisar o que está acontecendo.

Terminado o exame desse momento, reproduza o mesmo procedimento para os outros anos: o que aconteceu há três anos, depois há dois, há um ano e, finalmente, este ano?

Silêncio (2min)

Antes de abrir os olhos, deixe as imagens, os sentimentos e as impressões se desenrolarem por vários minutos.

Fim da gravação.

Respire profundamente, volte ao aqui e agora e anote em seu caderno o périplo que acabou de fazer.

O projeto que se destacou em sua visualização é o mesmo que você formulou no início desta obra?

Avalie o caminho percorrido, a vinculação entre essas diferentes informações, suas idas e vindas, sua evolução, suas mudanças de opinião desde o início deste caderno.

→ Por onde começar?

→ Quais são os seus apoios, os seus sustentáculos?

→ Quais são seus recursos, os seus talentos e as suas necessidades?

→ Como passar da ideia à realização?

➡ O que você vai concretizar?

➡ Você tem os meios para realizar suas ambições?

Viva os sonhos que a vida o desafia a sonhar.

Martin Luther King

À guisa de conclusão: comemoração do caminho percorrido

Você pode ter orgulho de si mesmo, pois conseguiu esclarecer informações confusas e esparsas que foram deixadas em seu interior. Reuniu-as para que lhe trouxessem toda **a luz de sua** evolução interior.

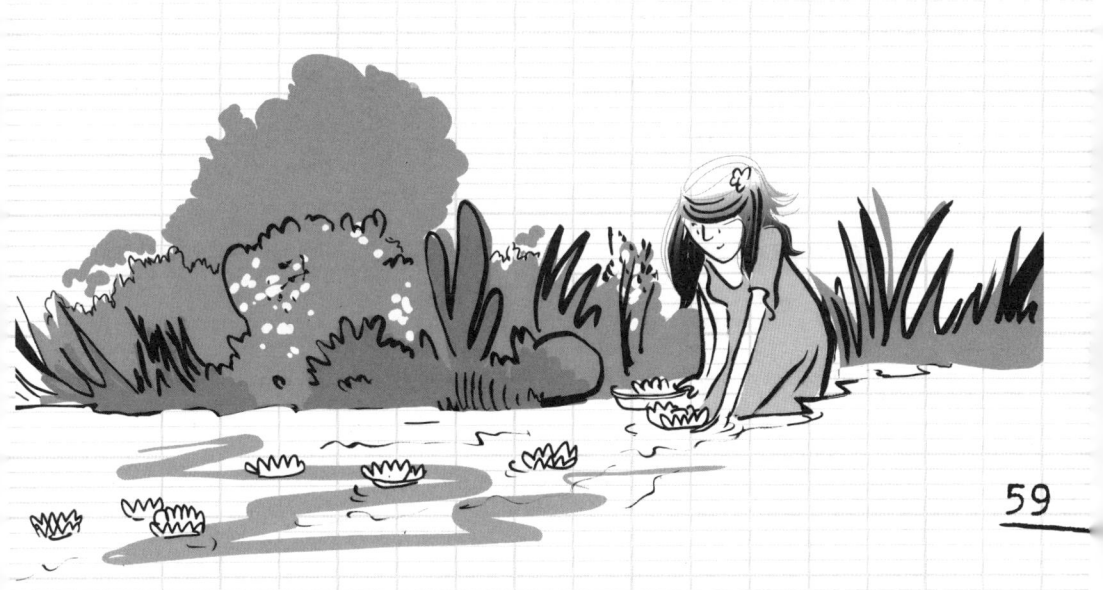

De acordo com sua personalidade e seus gostos, encontre as modalidades de uma bela comemoração, sozinho ou com amigos... Rejubile-se, festeje, **comemore o que você ofereceu a si mesmo.**

De fato, você acaba de realizar um périplo imenso e muito essencial: revisar seu caminho de vida, identificar conscientemente seus talentos e suas limitações, abrindo, assim, as portas de seu futuro, indicado pelas lições de sua vida.

Aberto à condução da vida, receptivo à intuição, aceitando a soltura, doravante é sua alma, seu si-mesmo (no sentido de Carl G. Jung) que vai guiá-lo para a segunda parte de sua vida; aquela que, conforme a citação de Confúcio, você finalmente escolhe. Articulando sua missão de vida e sua busca de sentido, fez emergir profundamente quem você é. Disso decorrerão suas ações e seus engajamentos, e sua vida se alinhará sempre mais. Ela lhe trará a **felicidade do ajustamento e a presença de todos os instantes.**

Assim, comemore esse momento, esse limiar determinante. **Acolha a pessoa que você se tornou.** Gratidão a você e à vida!

Faça de sua vida um sonho, e de um sonho uma realidade.
Antoine de Saint-Exupéry

Notas

1. Adaptadas da modelização de Thierry Geffray, fruto de sua experiência fecunda e de sua notável aptidão para modelizar os ensinamentos de sua vida. Ele é presidente da École Pratique de la Nature et des Savoirs [Escola Prática da Natureza e dos Saberes] e cofundador da Biovallée®.

2. Aqui são misturados vários modelos: curva de luto (de Elisabeth Kübler-Ross), espiral de vida (de Thierry Geffray) e minha experiência de transição.

3. CHENG, F. *Vide et plein – Le langage pictural chinois*, cap. 5: Vide et plein. *In*: MARSAN, C. *Réussir le changement*. DeBoeck, 2008.

4. Sincronicidade consiste em experimentar um "acaso" que corresponde ao que se está vivendo, pensando ou esperando. P. ex., você sonha com alguém, e a pessoa lhe telefona; você precisa estacionar, e um carro sai, liberando uma vaga. O universo corresponde a seus desejos.

5. Serendipidade é encontrar alguma coisa sem procurá-la, podendo responder a necessidades explícitas ou inconscientes. Caso típico são as buscas na internet.

6. As obras Oser changer sa vie e Petit cahier d'exercices pour oser changer sa vie, publicadas pela Éditions Jouvence, trazem mais detalhes sobre esses elementos.

7. Arquétipo é um conceito criado por Carl Gustav Jung que designa uma estrutura psíquica, um símbolo universal de um tipo ou de uma pessoa que serve como modelo ideal para um grupo. Essa imagem que se faz do homem ideal resulta do inconsciente.

8. STAUS, M.-H.; JULIEN, É. *Le Choix du vivant*. Les Liens qui Libèrent, 2018.

9. Por um lado, o referencial *insights*, baseado nos trabalhos de Carl Gustav Jung (*Perfis psicológicos*, que também encontramos em MBTI, Disc e Insights. Por outro, os animais totens dos povos primitivos. Aqui fazemos referência às categorias dos povos ameríndios apresentados por Éric Julien, porta-voz do Povo Kogui, na França, e cofundador de École Pratique de la Natures et des Savoirs [Escola Prática da Natureza e dos Saberes].

Acesse a coleção completa em

livrariavozes.com.br/colecoes/caderno-de-exercicios

ou pelo Qr Code abaixo

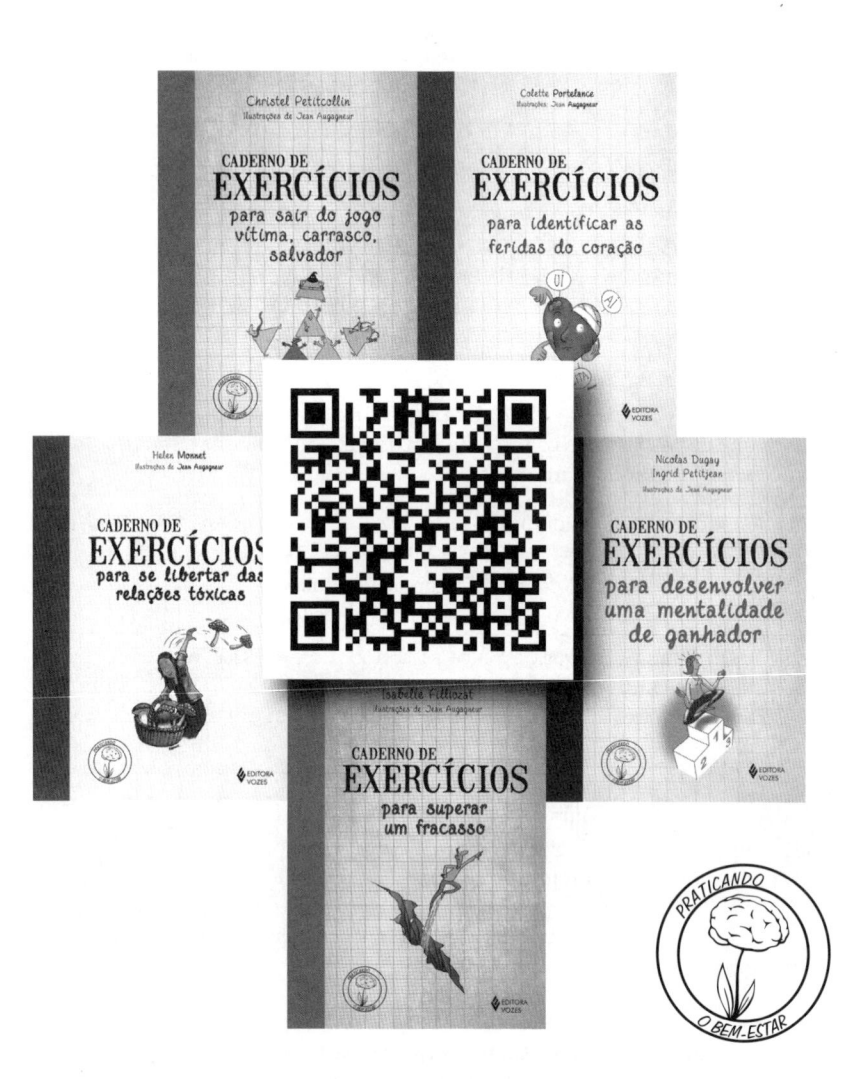

Conecte-se conosco:

f facebook.com/editoravozes

⊙ @editoravozes

𝕏 @editora_vozes

▶ youtube.com/editoravozes

☎ +55 24 2233-9033

www.vozes.com.br

Conheça nossas lojas:

www.livrariavozes.com.br

Belo Horizonte – Brasília – Campinas – Cuiabá – Curitiba
Fortaleza – Juiz de Fora – Petrópolis – Recife – São Paulo

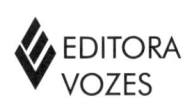 EDITORA VOZES

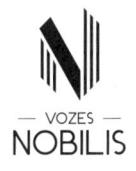 — VOZES — NOBILIS

Vozes de Bolso

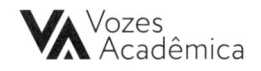 Vozes Acadêmica

EDITORA VOZES LTDA.
Rua Frei Luís, 100 – Centro – Cep 25689-900 – Petrópolis, RJ
Tel.: (24) 2233-9000 – E-mail: vendas@vozes.com.br